Jiaogulan für Anfänger

Mit der Pflanze der Unsterblichkeit jünger fühlen, Verletzungen heilen und Übergewicht verlieren - Wirkung, Anwendung, Dosierung und potentielle Nebenwirkungen

May Blumenthal

INHALT

Vorwort

Pflanzen sind wunderbare Lebewesen. Ihnen haben wir es zu verdanken, dass wir hier auf dieser Erde existieren können. Denn Sie wandeln unser ausgeatmetes Kohlenstoffdioxid nur mithilfe des Lichts in Sauerstoff, Wasser und Energie für den Eigenbedarf um. Nicht nur in dieser Art und Weise leben wir mit Pflanzen in Einklang, sie sind auch seit Jahrtausenden unsere Hauptnahrungsquelle. Und Sie brachten uns nicht nur Energie durch Kohlenhydrate.

Sie brachten uns Früchte und andere wertvolle Produkte, die uns auch mit Vitaminen und Mineralstoffen versorgten. Über die Jahrhunderte hinweg entwickelte man ein Gefühl dafür, wie und in welcher

Weise Pflanzen uns guttun. Vor allem in Asien behandelte man kranke Menschen sehr viel mit der Kraft der Pflanzen. Eine dieser Pflanzen ist Jiaogulan – ein sehr exotisch klingendes Wort, was so viel bedeutet wie "Kraut der Unsterblichkeit". Ein Kraut, das unsterblich macht? Weltweit wird bereits über diese wunderbare Fähigkeit dieser Pflanze geschwärmt. Was genau ihr diese Titel verliehen hat, woher sie kommt und wie man selbst den Genuss von ihr erfahren kann, das erfahren Sie hier in diesem Ratgeber!

1. Jiaogulan – allgemeine Informationen

1.1 DER NAME JIAOGULAN

Man muss ehrlich gestehen, den Namen aus-zusprechen, ist nicht einfach. Wahr-scheinlich lässt sich daran auch vermuten, dass die Pflanze nicht hier aus der Nähe kommt. Ganz im Gegenteil. Der Name Jiaogulan stammt aus dem Chinesischen (絞股藍, *jiǎogǔlán* = rankende Indigo-pflanze) und bedeutet so viel wie „das Kraut der Un-sterblichkeit". Allerdings wird der Name nicht genau so ausgesprochen, wie es auf dem Blatt steht. Ein klei-ner Exkurs in die chinesische Aussprache zeigt, dass man die Pflanze "Djau-Gu-Lan" ausspricht. Im alten Mandarin der chinesischen Sprache ist das Heilkraut auch als Xiancao (仙草) bekannt. Weltweit wird aber eher der englische Begriff "Five Leaves Ginseng" verwendet. Im Lateinischen hat die Pflanze den Namen Gynostemma pentaphyllum.

In Japan wird die Pflanze auch liebevoll "Amachazuru" genannt. Der Name setzt sich aus den folgenden Silben zusammen: "Ama" (= süß), bezogen auf den süßlichen Geschmack der zubereiteten Pflanze, "che" (= Tee), da sie traditionell als Tee getrunken wird, und "zuru" (= Ranke oder Weinstock), da sie eine rankende Pflanze ist. Dieses Wort passt sehr gut auf eine grobe Beschreibung von Jiaogulan.

1.2 KENNZEICHEN

Der Name Jiaogulan bedeutet, wie bereits übersetzt, so viel wie "rankende Indigopflanze". Das heißt, dass sie eine Kletterpflanze ist. Sie kann in ihrem Ursprungsgebiet eine Länge von bis zu 9 Metern erreichen, in unseren Breitengraden angebaut, bleibt sie aber deutlich darunter. Sie gehört zu den Kürbisgewächsen (Cucurbitaceae) und bildet als Überdauerungsorgan Wurzelknollen aus, d. h. sie überwintert in den Knollen, damit sie im kommenden Frühjahr wieder wachsen kann. Das macht ihrem Namen alle Ehre. Dadurch wirkt sie selbst nämlich unsterblich. Ihre Laubblätter, die sich papierartig anfühlen und aus fünf bis neun Blättchen zusammengesetzt sind (in der Regel aber aus 5 Blättern), werden zwischen 4 und 14 cm lang und 2 bis 6 cm breit. Sie sind dunkelgrün, an den Rändern leicht gesägt und ziemlich schlank. Die Blattnervatur verläuft v-förmig vom Blattgrund zum Blattstiel.

Die Pflanze bildet männliche und weibliche Blüten aus, die sie für die Fortpflanzung braucht. Die männlichen Blüten sind dafür gemacht, um die Pollen durch verschiedene Insekten, wie Schmetterlinge, Bienen, Wespen, Käfer etc., an die weiblichen weiterzugeben. Nach ihrer Befruchtung entwickelt die Pflanze dann etwa 1 cm große, grünliche bis schwarze Beeren, in denen der Samen für weiteres Jiaogulan enthalten ist.

Jiaogulan ist eine sehr wetterfeste und anpassungsfähige Pflanze. Sie ist bei Temperaturen von -15 Grad Celsius noch überlebensfähig und hält eine Maximaltemperatur von 41,5 Grad Celsius aus. Am besten gedeiht sie aber bei angenehmen Temperaturen zwischen 15 und 30 Grad Celsius. In der natürlichen Umgebung wächst die Pflanze durch die ohnehin dichte Vegetation im Halbschatten am besten bei feuchten, nährstoffreichen und humosen Bodenverhältnissen. Möchte man die Pflanze selbst anbauen, sollte man generell immer die natürlichen Verhältnisse wie Boden, Wasser, Luft und Sonne berücksichtigen. Durch ihre hohe Widerstandsfähigkeit und Robustheit ist sie auch in unseren Breitengraden kultivierbar.

1.3 URSPRUNG UND GE-SCHICHTE DER PFLANZE

Jiaogulan war schon sehr früh in der Traditionellen Chinesischen Medizin bekannt. Das erste Mal wurde Jiaogulan nachweislich schriftlich 1406 im Buch, in dem das Thema Unterernährung behandelt wurde, erwähnt. Zu dieser Zeit regierte die Ming Dynastie (1368 bis 1644), eine Zeit geprägt von vielen Hungersnöten und Unterernährung, aber auch von wirtschaftlichem Aufschwung.

Jiaogulan war damals bekannt, gegen diese Notsituation des Nahrungsmangels helfen zu können. Allerdings wurden in diesem Buch noch keine Informationen zu weiteren Wirkungen und gesundheitlichen Förderungen bekannt gegeben. Erst über 150 Jahre später, genauer gesagt im Jahre 1578, wurden erste Aufzeichnungen vom damaligen, berühmten Kräuterarzt Li Shi

Zhen im Buch "Compendium of Materia Medica" gemacht. In diesem nannte er, dass Jiaogulan gegen Blutungen, Ödeme, Halsschmerzen, Hitze und bei Traumata helfe. Später wurden diese Eigenschaften noch medizinisch von Wu Qi Jun in seinem Buch "Textual Investigation of Herbal Plants" weiter bestätigt. Dabei gab er schon damals Hinweise zur Anwendung von Jiaogulan. Für eine sehr lange Zeit war Jiaogulan nur unter Einheimischen bekannt. Denn dort wuchs es wild und man hatte die Kenntnisse darüber, ein Heilkraut herzustellen und es somit als Medizin anzuwenden.

Jiaogulan wurde aber nie in der Traditionellen Chinesischen Medizin (TCM) erwähnt. Das liegt daran, dass die Pflanze nur in den südlichen Bergregionen von China (sprich, dem alten China) vorkam und nicht in Zentralchina, in der die TCM ihren Ursprung hat. Nach vielen Jahren, als es auch dort bekannt wurde, analysierte es ein erfahrener TCM-Praktiker und befand die Pflanze als „süß, wenig bitter, warm und neutral schmeckend, was das Yin erhöht und das Yang unterstützt". Es wurde in seiner Heimat von den Einheimischen auch als sogenannte Stimulanz verwendet. Vor der Arbeit trank man einen Tee mit Jiaogulan und man hatte anschließend die Energie, die man für die

Arbeit oder für den Alltag gebraucht hat. Nach der Arbeit wurde Jiaogulan zur Erholung konsumiert. Wenn man es mit einem bekannten europäischen Getränk vergleichen würde, dann am ehesten mit Kaffee.

Erstmals entdeckte man das Naturprodukt im chinesischen Dörfchen in der Nähe des Fanjing Mountains (Provinz Guizhou, etwa 1.500 km von Shanghai entfernt). Es handelt sich dabei um eine Hochebene, 3.000 Meter über dem Meeresspiegel, mit vielen Flüssen und Gebirge. Bei einem warmen und regenreichen Klima, mit einer gar nicht verschmutzten Luft, herrscht reges Pflanzenwachstum. Der Anteil an bepflanzten und bewaldeten Flächen beträgt mehr als 60 Prozent.

Die Pflanze kommt noch bis heute ausschließlich im asiatischen Raum vor. Vor allem in China, Japan, Taiwan, Thailand, Korea und im melanesischen Raum gedeiht sie prächtig. Insgesamt bevorzugt Jiaogulan ein eher humides Klima, warm und feucht. Sie ist also vorwiegend bei tropischer Vegetation vorzufinden, im besten Falle auch noch in Höhen von über 3.000 Metern über dem Meeresspiegel. Ihr Wachstum, was eher dich verflochtenen Lianen ähnelt, erinnert an den Wuchs eines europäischen Hopfens, ist aber nicht mit ihm verwandt.

Im Westen erwähnte der Naturforscher Carl Peter

Thunberg im Jahre 1784 das erste Mal das Heilkraut. Damals hieß die wissenschaftliche Bezeichnung für Jiaogulan noch Vitis pentaphylla. Im Laufe der Jahrhunderte wurde der wissenschaftliche Name noch einige Male umgeändert, den Jetzigen erhielt er 1902 vom Botaniker Makino Tomitarō. So richtig aufmerksam wurde man auf das Kraut aber erst in den 1970er-Jahren. 1991 wurde Jiaogulan sogar zu den "Top Ten" der wirkungsvollsten und stärkenden Kräuter weltweit ernannt. Diese Auszeichnung macht ihr alle Ehre.

1.4 JIAOGULAN SELBST AN-BAUEN

Wie bereits erwähnt, kann man Jiaogulan auch in unseren Breitengraden kultivieren, das haben wir vor allem ihrer Temperaturresistenz zu verdanken. Man kann sie sogar als winterfest bezeichnen. Sie kann problemlos im Garten in die Erde oder in Kübel gepflanzt werden. Dabei muss auf einen humosen und nährstoffreichen Boden geachtet werden. Am besten besteht die Erde aus mineralischen Komponenten wie Vermiculit, Perlit und organischen Bestandteilen, darunter der natürliche Mutterboden oder normale Blumenerde. Das Substrat darf nicht zu dicht sein, da es das Wurzelwachstum hemmen oder negativ beeinflussen könnte, was im schlimmsten Fall dazu führt, dass die Pflanze eingeht. Bei Kübeln sollte man ein Mindestvolumen von 5 Litern auswählen, da sich das Wasser bei einem größeren Volumen besser verteilen kann und so eine für das Pflanzenwachstum fatale Staunässe vermieden werden kann. Die Aussaat findet am besten zwischen April und Mai statt. Wichtig ist dabei, dass der Boden dabei dann nicht mehr frostet und ein sonniger und warmer Platz für den Anbau vorhanden ist. Als sogenannter Dunkelkeimer muss Jiaogulan mindestens 3 bis 4 cm tief in den Boden gedrückt werden. Allerdings sollte das Saatgut vor der Einarbeitung in die Erde mindestens 24 Stunden zuvor in warmes Wasser gelegt worden sein. Während der Einarbeitung sollte die Erde am besten nur leicht feucht, aber nicht zu sehr, gehalten werden.

Jiaogulan ist eine Rankenpflanze, das bedeutet, wenn sie aus der Erde hinauswächst, muss ihr eine Möglichkeit gegeben werden, sich irgendwo hochwinden zu können, wie zum Beispiel ein Rankengerüst. Andernfalls kann sie auf Balkonen beispielsweise die ganze Balkonverkleidung mit ihren Blättern schmücken oder sucht sich eine nahe Gelegenheit zum Ranken. Das kann sehr schön aussehen, aber auch als störend empfunden werden. Auch bezüglich der Sonneneinstrahlung muss darauf geachtet werden, dass man das Gewächs in einer westlichen oder östlichen Lage pflanzt. Im Süden gelegen, würde sie zu viel Sonne bekommen, die Blätter vergilben und werden nicht so kräftig grün und sie kann schnell unter Wassermangel leiden. Daher sollte direkte Sonneneinstrahlung dringend vermieden werden.

Sobald die Pflanze sprießt, muss natürlich auch während ihrer Wachstumsphase auf ihre natürlichen Witterungsverhältnisse Rücksicht gegeben werden. Der Boden soll dabei regelmäßig morgens oder abends gegossen werden und immer darauf geachtet werden, dass die Erde leicht feucht ist. Auch beim Thema Dünger muss man einiges beachten. Wenn die Pflanze in einem Blumentopf oder einem Kübel gehalten wird, verwendet man idealerweise einen organisch-mineralischen Flüssigdünger mit einem ausgeglichenen Verhältnis von Stickstoff, Phosphor und Kalium, natürlicher Kompost geht natürlich auch. Bei hoch konzentrierten Düngern ist es wichtig, diese mit Wasser zu vermischen. Rinderdung und Schafsdung eignen sich ebenfalls hervorragend. Diese werden in die Erde eingearbeitet. Trotz allem sollte man lieber einen natürlichen Dünger und keinen künstlichen verwenden, da all die Umwelteinflüsse sich auch auf die Qualität der Blätter abfärben, welche man im Endeffekt auch konsumieren möchte. Eine Kübelpflanze düngt man üblicherweise etwa alle zwei Monate, eine im Freiland gehaltene kann unter guten Bedingungen auch alle drei bis vier Monate gedüngt werden. Allerdings soll die Pflanze in den ersten drei Monaten ihres Wachstums nicht gedüngt werden. Die Nährstoffmenge in handelsüblicher Kräuter- oder Blumenerde reicht dabei völlig aus.

Jiaogulan kann man auch ganz praktisch ohne Bestäubung vermehren, nämlich über sogenannte Stecklinge. Dabei setzt man einen Schnitt unter der Blattachsel eines jeweiligen Blattabschnittes. Dieser Schnitt wird für 3 bis 4 Wochen in Wasser gehalten, bis sich eigene und ausreichende Wurzeln ausgebildet haben. Wenn sie eine Länge von etwa 2 bis 4 cm erreicht haben, können sie in einen separaten Kübel o. Ä. verpflanzt werden und dort weiter wachsen.

Wie jede andere Pflanze kann Jiaogulan auch von bestimmten Krankheiten bei nicht ausreichender oder mangelhafter Pflege heimgesucht werden. Blattläuse, Schildläuse und Mehltau können sie trotzdem ab und zu mal befallen. Das kann vor allem passieren, wenn eine ausreichende Luftzirkulation nur mangelhaft oder nicht gegeben ist. Diese Probleme lassen sich aber meist ganz einfach durch Mittel wie Neem, Beinwelljauche oder einfaches Abtupfen der betroffenen Blätter beseitigen. Wenn die Pflanze an einem zu schattigen Standort platziert ist, verbrennen ihre Blätter. Diese Verbrennungen sind an weiß bzw. leicht bräunlichen Flecken erkennbar. Wenn sich solche Phänomene zeigen, sollte man die Pflanze am besten an einen schattigeren Ort stellen. Allerdings konnte man beobachten: Je mehr Sonne sie bekommen (natürlich nicht zu viel), desto schneller wachsen sie. Pflanzen, die eher schattiger standen, wuchsen dagegen langsamer. Wie viel Sonne und Schatten die Pflanze haben möchte, ist natürlich individuell, und man sollte die Pflanze regelmäßig beobachten und gegebenenfalls an einen sonnigeren oder schattigeren Platz umstellen.

Bei einem milden Winter kann das Jiaogulan auch draußen überwintern. Allerdings sollte man die Pflanze bei einem zu starken Winter vor der Kälte schützen, damit der Winter überstanden werden kann. Wenn das nicht möglich ist, weil die Pflanze zum Beispiel in Freilandhaltung lebt, ist es empfehlenswert, bodennahe Pflanzenteile mit Reisig abzudecken. Im ersten Jahr sollte man sich noch kein großes Wachstum der Pflanze versprechen, da sie einige Zeit braucht, bis sie sich in ihrer Erde verwachsen hat. Je nachdem, wie nah der Boden den natürlichen Verhältnissen kommt, kann diese Zeit ein wenig variieren. Erst ab dem zweiten Jahr wächst Jiaogulan deutlich in die Höhe.

2. Was steckt in der Unsterblich- keitspflanze?

2.1 ALLE GESUNDHEITSFÖR- DERNDEN INHALTSSTOFFE

Schon vor Jahrhunderten wurde Jiaogulan sehr geschätzt. Nicht nur wegen des guten Geschmacks, sondern auch, weil es den Menschen viel Energie für den Tag gab und am Abend zur Ruhe kommen ließ. Ein weiterer positiver, aber damals unerklärlicher Nebeneffekt in der Ursprungsprovinz war der, dass die Zahl an über 100-Jährigen rapide zunahm. Man konnte Faktoren wie Genetik oder Umweltfaktoren ausschließen, weshalb man auf die Aspekte der

Ernährung einging. Über die Jahre und Jahrhunderte studierte man folglich die Wirkungen der Pflanze auf Tiere, aber auch auf den menschlichen Körper in seinen molekularen Bestandteilen. Bis zum Jahr 2005 entdeckten Forscher, Biologen und Botaniker etwa 230 Inhaltsstoffe, die die Gesundheit fördern und Krankheiten vorbeugen. Diese können in 5 Hauptgruppen unterteilt werden: die Saponine, Flavonoide, Sterole und Polysaccharide sowie weitere kleine Untergruppen.

Die dominanteste dabei ist die Gruppe der Saponine, von denen bis heute etwa 180 verschiedene nachgewiesen sind. Etwa bei sieben Prozent liegt der durchschnittliche Saponin-Gehalt bei Jiaogulan-Blättern. Damit übersteigt es bei Weitem das eher bekannte Verjüngungsgetränk Ginseng.

Saponine kommen ausschließlich in Pflanzen vor und sind ursprünglich dazu gedacht, diese vor Pilzbefall zu schützen. Viele für Pflanzen schädliche Pilze enthalten in ihrer Zellmembran Sterine, welche bei Kontakt mit Saponinen eine Komplex-Bindung eingehen, sodass die Poren sich öffnen, Flüssigkeit einströmt, die Pilzzelle auflöst und unwirksam macht. Sie gehören zu den sekundären Pflanzenstoffen. Ein Teil der Saponine ist wasser-, der andere fettlöslich.

Daher stammt auch der Name "Sapo", was auf Latein

so viel heißt wie ""Seife", da eine Seife sowohl fett- als auch wasserlöslich ist. Saponine beeinflussen ebenfalls auch die Membranpermeabilität. Dieser Begriff bezeichnet die Durchlässigkeit einer Membran bzw. Zellmembran für Flüssigkeiten und die in ihnen gelösten Substanzen. Diese Permeabilität ist für unsere Zellen überlebenswichtig, da sich die Zelle nur so mit all den wichtigen Nährstoffen versorgen kann. Eine gestörte Permeabilität würde zur Unterversorgung bzw. zum Tod der Zelle führen. Um den Alterungsprozess so weit wie möglich aufzuhalten, müssen sie sich aber reichlich versorgen können. Eine begünstigte Membranpermeabilität, die durch die Saponine ausgelöst wird, ist daher ideal.

Eine Wirkung von Saponinen ist, dass diese Cholesterin komplexieren. Cholesterin ist ein Naturstoff, der sich in unserem Gehirn, unseren Nerven und unseren Blutbahnen befindet. Es hat einen massiven Einfluss auf die Nervenfunktionen, die Produktion von Sexualhormonen, auf die Stabilisierung von Zellmembranen und andere Prozesse. Er kommt vorwiegend in allen tierischen Zellen vor. Nur wenige Pflanzen besitzen Cholesterin und das auch in nur sehr geringen Mengen. Während Rapsöl 53 mg Cholesterin pro 1 kg enthält, ist es bei Butter durchschnittlich 2150 mg pro kg.

Auch, wenn Cholesterin in den Medien oft schlecht gemacht wird, ist es an sich nicht gefährlich, wenn man eine durchschnittliche Menge in seinem Körper hat.

In unserer modernen Welt, in der vor allem tierisches Essen, oft auch in ungesunder Form wie Fast Food, leicht zu bekommen ist, ist es in so einer modernen Welt ebenso wahrscheinlich, an Folgekrankheiten durch einen zu hohen Cholesterinspiegel zu leiden. Neben einer erhöhten Gefahr, Gallensteine zu bekommen, steigt aber auch das Risiko einer koronaren Herzkrankheit (Verengung der Herzkranzgefäße, erhöhtes Risiko eines Herzinfarktes), aber auch ein Schlaganfall oder sogar das Risiko, an Krebs zu erkranken, begünstigt ein zu hoher Cholesterinspiegel. Das Saponin in der Jiaogulan-Pflanze komprimiert das Cholesterin und hilft dem Körper somit, einen stabilen und gesunden Wert zu erhalten. So vermindert man erheblich die Wahrscheinlichkeit, eine schwere Folgekrankheit zu erleiden. Aber auch ein zu geringer Cholesterinwert kann gefährlich werden. Das schadet den Gefäßen ebenso wie ein zu hoher und es steigert sich auch noch das Risiko einer Hirnblutung oder einer intrazerebralen Blutung (eine Hirnblutung im Gewebe selbst).

Im Jiaogulan sind neben Saponinen auch jede Menge Adaptogene enthalten. Der Begriff "Adaptogen" ist ein

Alternativmedizinbegriff für Pflanzenstoffe, die biologisch aktiv sind und helfen, dass man sich körperlichen und emotionalen Stresssituationen besser anpassen kann. Der Name stammt aus dem Englischen, wo "to adapt" anpassen bedeutet. Adaptogene sind dafür zuständig, sich an die individuellen Körperbedürfnisse anzupassen und unterstützen ihn dabei, sein Gleichgewicht wiederzufinden.

Dazu gehört die Fähigkeit, einen zu niedrigen Blutdruck zu erhöhen bzw. einen zu hohen Blutdruck zu senken. Es harmonisiert sich aber auch das Zusammenspiel zwischen Blutdruck, Blutzucker, Immun-, Fortpflanzungs- und Zentralnervensystem, aber auch das endokrine System (System aller Organe, die Hormone produzieren). Es erhöht auch die Resistenz gegenüber Stress oder Belastungen, seien es externe Faktoren, also Umweltfaktoren, wie Kälte, Hitze, Lärm oder chemische und/oder biologische Schadstoffe, aber auch interne Faktoren, wie psychologische Aspekte wie Ängste, Depressionen oder körperliche Faktoren, zum Beispiel bei einer hohen Belastung bei einem Wettkampf oder beim Training.

Studien bewiesen, dass Jiaogulan auch die Kontraktilität des Herzmuskels und die Herzpumpfunktion verbessert. Die Saponine im Kraut der Unsterblichkeit erhöhen die Kraft und die Ausdauer im Körper und liefern daher einen bemerkenswerten Energieschub. Dieser unterscheidet sich aber wesentlich von einem Energieschub, der durch Zucker oder Adrenalin ausgelöst wird. Jiaogulan aktiviert, macht wacher, reduziert Nervosität und ist daher ideal für Sportbegeisterte oder Senioren, die an Kraft und Ausdauer verloren haben.

Eine sehr beliebte Wirkung von Jiaogulan ist auch, dass es den Körper dabei unterstützt, das Idealgewicht zu erreichen. Die Saponine schwemmen die Giftstoffe aus dem Körper und so können Fettpolster, vor allem um den Bauch, abgebaut werden. Bei Übergewicht hilft es, das Sättigungsgefühl zu steigern und die Kalorienzufuhr zu normalisieren, bei Untergewicht hingegen werden Nährstoffe besser verwertet und das Körpergewicht normalisiert.

Insgesamt beträgt der Gesamtgehalt von Saponinen um die 2,4 Prozent. Der Wert kann leicht schwanken, abhängig von der Erntezeit, denn kurz vor der Blüte ist die Konzentration an Saponinen am höchsten.

Ein weiterer, eher weniger bekannter, aber genauso nennenswerter Stoff in der Jiaogulan-Pflanze sind die Flavonoide. Der Name stammt aus dem Lateinischen, wo flavus „gelb" bedeutet. Tatsächlich sind Flavonoide gelbliche Stoffe, die für die Farbgebung mancher Früchte verantwortlich sind und diese vor Umwelteinflüssen schützen. In besonders hoher Konzentration sorgen sie sogar für eine eher rote Färbung. Vor allem bei Früchten wie Äpfeln (besonders in der Schale), aber auch bei Roter Bete, Rotkohl oder roten Trauben ist die Konzentration hoch.

Flavonoide gelten ebenso als antiallergen (d. h. sie hemmen bzw. lindern allergische Reaktionen) und antiphlogistisch (entzündungshemmend). In der Traditionellen Chinesischen Medizin verwendete man Jiaogulan auch als Mittel gegen Lungenentzündungen, da es die Empfindlichkeit der Atemwege deutlich verringert. Flavonoide erreichen eine Aktivierung mancher Zelltypen im Immunsystem und somit die entzündungshemmende Wirkung, aber sie haben auch eine antioxidative Wirkung, das bedeutet, dass es eine Oxidation anderer Substanzen verhindert oder verlangsamt. Antioxidantien sind daher auch als die perfekte Maßnahme zur Erhaltung einer jung aussehenden Haut geeignet, womit wir wieder beim Thema der Unsterblichkeit wären. Flavonoide sind aber auch antikarzinogen, was bedeutet, dass sie Krebs vorbeugen können und die Entstehung von Tumoren verhindern.

Neben bekannten Flavonoiden wie Rutin und Quercetin enthält Jiaogulan besonders auch Ombuosid und Yisingensin. Der Flavonoid-Gehalt in Jiaogulan-Blättern liegt bei mindestens fünf Prozent.

Sterole (bzw. Sterine, griech. στερεός = fest, hart) sind ein wichtiger Bestandteil der pflanzlichen Zellmembran. Im Körper aufgenommen, erreicht es eine Hemmung der Cholesterinaufnahme im Darm. Cholesterin wird zu 90 % jedoch vom Körper selbst hergestellt, durch Sterole wird dadurch indirekt auch eine endogene Synthese (körpereigene Cholesterinherstellung) aktiviert. Das lässt in der Differenz auch den gesamten und LDL-Cholesterinwert sinken. Es senkt diesen Wert auch (alters-) unabhängig davon, ob man normale oder zu hohe Blutfettwerte aufweist.

Die letzte Hauptgruppe sind die Polysaccharide. Dieser Begriff ist ein Synonym für Mehrfachzucker. Dieser dient aber nicht nur als Energiespeicher, in der Natur dieser Stoff unterstützend, wie zum Beispiel bei Zellmembranen in pflanzlichen Zellen oder beim Chitin eines Insekts. Uns Menschen liefern sie die Energie, die wir als Wach-mach-Kick interpretieren, ähnlich wie das Koffein im Kaffee. Es gibt bestimmte Gruppen von Polysacchariden. In Jiaogulan wurden speziell die

Gruppen GAP1, GAP2 und GAP3 vorgefunden, welche neben der Energieversorgung auch eine hervorragende antioxidative Eigenschaft besitzen. Vor allem GAP3 ist als starker Radikalfänger bekannt. Radikalfänger unterstützen die Gesundheit unserer Zellen, indem sie die Zelle vor einer möglichen Oxidation bewahren. Eine Oxidation erfolgt, wenn reaktionsfreudige Sauerstoffverbindungen versuchen, Elektronen von anderen Substanzen aufzuspalten. Das schädigt aber die Stoffwechselabläufe in einer Zelle, was im schlimmsten Fall zu deren Tod führen könnte.

Nebenbei enthält Jiaogulan auch noch mehrere sehr wichtige und gesunde Spurelemente wie Mangan, Zink, Eisen, Kupfer, Selen und Molybdän. Aber auch acht essenzielle, also für den Körper überlebensnotwendige, Aminosäuren (es gibt insgesamt 18) wurden identifiziert. Alles in allem also eine richtige Bombe an gesundheitsfördernden Stoffen.

Eine Frage, die hierbei wohl aufkommt, ist: Warum produzieren Pflanzen alle diese sekundären Pflanzenstoffe? Das ist relativ einfach zu erklären: Im Vergleich zum menschlichen Körper oder allgemein zu jeglichen Lebewesen, besitzen Pflanzen kein eigenes Immunsystem. Die Welt wimmelt allerdings von Pilzen und Viren, die die Pflanze befallen und töten

könnten. Dafür haben sich die Pflanzen etwas Raffi-
niertes ausgedacht. Für sie sind all diese sekundären
Pflanzenstoffe wie ein Immunsystem, sie müssen sie
selbst produzieren, damit sie ihre natürlichen Feinde
abwehren können. Und das, was sie vorm Aufgefres-
sen-Werden oder vor Parasiten, Pilzen und anderen
Krankheiten schützt, das kommt auch unserer Gesundheit zugute.

2.2. MÖGLICHE NEBENWIRKUNGEN

In gesunden Mengen bietet Jiaogulan also nur Vorteile
für unseren Körper. In zu hohen Mengen kann es aber
auch Nebenwirkungen mit sich bringen. In dem Fall
definiert man das Wort Nebenwirkung allerdings nicht
als unerwünschte Begleiterscheinung.

Jiaogulan ist noch wenig erforscht. Deshalb sind
erst wenige Nebenwirkungen bekannt. Diese können
bei einer zu hohen Dosierung auftreten. Neben Übel-
keit und Kopfschmerzen können aber auch erhöhte
Darmtätigkeiten bzw. weitere Darmbeschwerden auftreten. Eine weitere Nebenwirkung bei zu hoher Dosierung ist eine erhöhte Hämolyse, ein chemischer
Prozess, bei dem Erythrozyten, also rote Blutkörper-

chen, abgebaut werden. Fatal für die Energieversorgung, da Sauerstoff den Muskeln und Organen den täglichen Energiebedarf liefert. Es funktioniert folglich wie ein natürlicher Blutverdünner. Das kommt jedoch nur dann vor, wenn es Saponine in zu hoher Menge in unsere Blutbahnen schaffen. Meist binden sie sich schon im Magen mit anderen Stoffen oder werden anderweitig vom Magen verarbeitet.

Trotz allem ist der Konsum von Jiaogulan mit Vorsicht zu genießen und sollte lieber in Maßen als in Massen erfolgen. Jedoch sollte nach einer 6-wöchigen Einnahmephase eine 7-tägige Pause eingelegt werden. Auch eine Rücksprache mit dem Arzt könnte immer von Vorteil sein.

3. Zubereitung von Jiaogulan

3.1 TRADITIONELLE ZUBEREITUNGSMETHODEN

Im alten China pflegte man es, dieses Heilkraut als Tee zuzubereiten und es warm zu genießen. Dabei wurden von der Pflanze meist nur die Blätter verwertet, Stiele und die Beeren der Pflanze wurden selten benutzt. Dabei legt man etwa ein bis zwei Teelöffel Jiaogulan-Tee auf einen Liter kochendes Wasser und lässt es für ungefähr 5 Minuten ziehen. Traditionellerweise wurden die Blätter entweder getrocknet und zu Pulver gemahlen oder direkt die frischen Blätter in das kochende Wasser gegeben. Am besten nimmt man ein Teesieb oder einen Teebeutel aus Papier. Ein Tee-Ei ist nicht zu empfehlen, da Jiaogulan im Wasser aufquellt, quasi die Blätter aufgehen und dafür ein Tee-Ei nicht geeignet ist. Es wird wohl sehr verblüffend für Sie sein, wie viele Jiaogulan-Blätter in so einem kleinen Teelöffel passen.

Sobald die Kräuter eingezogen sind, sollte der Tee eine helle gelblich-grüne Farbe haben und leicht süßlich schmecken. Tut er das, haben Sie Jiaogulan traditionell zubereitet. Wenn der Farbton eher ins Grüne abweicht oder der Geschmack bitter oder scharf ist, dann wurde entweder zu viel Jiaogulan benutzt oder man hat den Tee zu lange ziehen lassen. Allerdings gibt es auch Menschen, die ihn so auch gern mit einer bitteren oder scharfen Note trinken. So wie hier gerade beschrieben, wurde es Jahrhundertelang konsumiert. Die Ideen neuer Rezepte kam erst auf, als das Jiaogulan in andere Gebiete kam, vor allem in Europa experimentierte man sehr mit dem Geschmack der Unsterblichkeitspflanze.

3.2 GENUSS VON JIAOGULAN IN DER MODERNEN WELT

Jiaogulan ist heutzutage am einfachsten online erhältlich und wird meist in Pulverform angeboten, es gibt allerdings auch einige Firmen, die aus den Blättern einen flüssigen Extrakt herstellen, mit dem man dann entweder sein heißes Wasser oder andere Getränke, wie zum Beispiel Smoothies, verfeinern kann.

Um einen Tee zu machen, legen Sie entweder drei frische Teelöffel oder einen getrockneten Teelöffel an Jiaogulan-Blättern hinein. Übergießen Sie dieses mit 250 ml heißem, aber nicht kochendem Wasser und lassen Sie den Tee für fünf bis zehn Minuten ziehen. Anschließend können Sie den Tee abseihen und warm genießen.

Heutzutage gibt es aber noch sehr viel andere Möglichkeiten, Jiaogulan nicht nur als Getränk, sondern auch als feste Mahlzeit zuzubereiten. Ein Beispiel dafür ist das sogenannte Jiaogulan-Brot. Sie brauchen dafür 500 g Dinkelmehl, eine Tüte Trockenhefe, 4 EL Kürbiskerne, 4 EL Sonnenblumenkerne, 4 EL Sesam, 4 EL geschrotete Leinsamen, 2 TL Salz, 1 TL gestr. Brotgewürzmischung, 1 TL flüssigen Honig, 3 TL des Jiaogulan-Tees, 150 bis 200 ml heißes Wasser und Kleie

(z. B. Weizenkleie zum Bestreuen). Zunächst vermischen Sie alle trockenen Lebensmittel (außer der Kleie) miteinander. Der Trockenmischung werden dann noch Wasser und Honig hinzugefügt. Der Jiaogulan-Tee wird separat zubereitet. Beides wird miteinander vermengt und der daraus entstehende Teig gut geknetet. Anschließend legen Sie den Teig in eine mit Backpapier ausgelegte Backform und backen ihn 80 Minuten lang bei 200 °C. Dieses Rezept kann auch super auf Vorrat hergestellt werden, denn der Trockenteig ist lange haltbar und wenn Sie wieder so ein Brot backen, müssen Sie lediglich Honig, Wasser und den Tee hinzufügen und schon haben Sie wieder ein neues Jiaogulan-Brot. Abgesehen von Brot kann man Jiaogulan auch in einen frischen Smoothie geben oder man schneidet ein paar Blätter in einen Salat als geschmacklich passendes Kraut hinein.

Wenn man sich allerdings doch für einen Tee entscheidet, kann man wahlweise auch noch Minze und/oder Ingwer hinzufügen. Dafür nimmt man eine Handvoll Jiaogulan-Blätter, einige Blätter frische Minze und ein paar Scheiben Ingwer. Sie legen alle Kräuter und den Ingwer in eine Kanne und fügen nicht mehr kochendes Wasser hinein und lassen es 10 Minuten ziehen. Danach einfach in eine Tasse schütten und genießen, ein ganz einfaches Rezept. Natürlich eignen sich auch andere Teekräuter zum Kombinieren, es kann jegliche Kombination ausprobiert werden. Jiaogulan hat keine Wechselwirkungen mit anderen Pflanzen. Man kann auch seine eigenen Rezepte erfinden und Jiaogulan so essen, wie es einem geschmacklich am besten kommt.

4. Erfahrungsberichte

Menschen, die Jiaogulan angewendet haben, konnten in den meisten Fällen nur Positives berichten sowie eine positive Veränderung ihrer Lebenssituation feststellen. Vor allem jene, die mit körperlichen Einschränkungen oder Krankheiten zu kämpfen hatten, dachten an natürliche Hilfsmittel und zogen dabei Jiaogulan in Betracht. Über Blutdruck, Übergewicht, zu hohen Blutdruck oder weitere körperliche Beschwerden, sie alle haben dank Jiaogulan ein neues und besseres Leben bekommen.

4.1 JIAOGULAN GEGEN (CHRONISCHE) MANGELERSCHEINUNGEN ODER ANDERE CHRONISCHE BESCHWERDEN

"Ich litt schon immer an einem **chronischen Eisenmangel**. Selbst mit der Ernährung oder Eisentabletten löste sich das Problem nicht wirklich. Ich habe mit allen möglichen Problemen zu kämpfen gehabt, mit blasser Haut, ständiger Müdigkeit trotz genügend Schlaf, ich war manchmal aus dem Nichts konfus und hatte starke Leistungsabfälle, sowohl körperlich als auch geistig. Ich hatte große Schwierigkeiten, mich auf der Arbeit fokussieren und konzentrieren zu können. Ich habe nach natürlichen Hilfsmitteln gesucht, die mir endlich das Leben erleichtern könnten.

Dann stieß ich auf Jiaogulan. Zunächst war ich gegenüber dem unscheinbaren Tee etwas skeptisch, da ich nicht wirklich der Typ bin, der das gern trinkt. Der Geschmack ist aber echt angenehm. Und schon nach wenigen Anwendungen habe ich erste Erfolge spüren können. Ich hatte insgesamt viel mehr Energie, war nicht immer gleich nach kleinen Kraftanstrengungen erschöpft. Ich fühlte mich auch nach dem Schlafen einfach wach und frisch und konnte einfach in den Tag starten, nicht wie früher, als ich mich ständig aus dem Bett quälen musste. Mittlerweile trinke ich seit fast 8 Wochen regelmäßig Jiaogulan Tee. Und es hat mir einfach eine ganz neue Lebensqualität gegeben. Ich bin so froh, dass es mir helfen konnte. Traut euch auch, ihr werdet es nicht bereuen!"

4.2 JIAOGULAN GEGEN ERHÖHTEN CHOLESTERINSPIE-GEL

"Durch eine genetisch bedingte Fettstoffwechselstörung ist mein **Cholesterinspiegel** dauerhaft zu hoch. Mein LDL-Wert lag meistens über 290. Ich war körperlich sehr eingeschränkt und hatte auch sehr Angst, an einer Folgekrankheit zu leiden, einen Schlaganfall oder Herzinfarkt zu bekommen oder Ähnliches. In unserer Familie kamen Schlaganfälle generell häufig vor, weshalb meine Angst schon beinahe irrational hoch war.

Ich habe sehr viel an meiner Lebensweise geändert, aber nichts brachte so wirklichen Erfolg. Ich gab sehr viel Geld aus für Ernährungsumstellung, Tabletten, Medikamente etc. Nach ein paar Wochen des Jiaogulan-Konsums bekam ich meine Ergebnisse vom

Arzt und es war der absolute Wahnsinn! Mein LDL-Wert ist auf 270 gesunken, also um fast ein Fünftel! Der Wert ist immer noch zu hoch, aber es ist ein großer Erfolg, dass er sich endlich mal nach unten bewegt. Zuerst hatte ich Bedenken, dass meine Arterien das überhaupt mitmachen würden, das hätten sie wohl auch nicht ewig lange ausgehalten.

Bald lasse ich eine Sonografie machen, aber ab dann kann ich medikamentös unterstützt werden, da sich durch die Senkung des Wertes endlich etwas in meinem Körper in Gang gesetzt hat. Und das alles Dank Jiaogulan-Tee. Dass so eine kleine Pflanze mir so weiter helfen könnte, hätte ich niemals gedacht ... Prost, Jiaogulan!"

4.3 JIAOGULAN BEI SCHWEREN VERLETZUNGEN / IM SPORT

"Vor ein paar Jahren hatte ich kurz nacheinander zwei schlimme **Bandscheibenvorfälle**. Bei mir ging es körperlich sehr weit abwärts und es frustrierte mich extrem. Seit fünf Monaten trinke ich Jiaogulan nun regelmäßig und es hat mir einfach wieder meine Vitalität zurückgegeben. Zwar geht es nur in kleinen Schritten voran, aber diese sind auch wie riesengroße

Meilensteine für mich. Mittlerweile kann ich zweimal in der Woche schwimmen gehen und gelenk- und rückenschonenden Sport machen. Mittlerweile bin ich sogar 8 Kilo leichter und es geht immer weiter herunter mit meinen überschüssigen Pfunden, die sich über die Jahre wegen mangelnder Bewegung angesammelt haben. Meinem Rücken könnte es kaum besser gehen. Aber nicht nur bei meinen Bandscheibenvorfällen hilft es mir sehr weiter, ich bin generell ein sehr anfälliger Mensch, auch für Krankheiten, doch in den letzten fünf Monaten bin ich auch dank des Wundertees sehr viel seltener und weniger stark krank geworden. Entweder ich wurde gar nicht krank oder meine Symptome waren bei Weitem schwächer als früher. Auch auf der Arbeit kann ich endlich die Kraft aufbringen, die ich noch vor den Verletzungen aufbringen konnte, und abends, nach dem ganzen Stress, bringt es mich wieder herunter und lässt mich entspannen. Ich kann nur Positives über Jiaogulan berichten und würde es jedem weiterempfehlen, der mit denselben Problemen wie ich zu kämpfen hat. "

"Als Leistungssportler ist man ständig harten Belastungen ausgesetzt, nicht nur körperlich, auch seelisch, dass man einfach perfekt rüberkommen muss, vor allem auch in den Medien. Du musst gleichzeitig ein energiegeladener Sportler sein, aber auch gelassener Geschäftsmann. Aber auch der Druck auf dem Feld ist enorm, wenn du weißt, dass all die Zuschauer eine Leistung von dir erwarten, die du abliefern musst. Dazwischen zu wechseln, fiel mir sehr schwer und auch körperlich war ich mehr und mehr am Ende, meine Werte wurden plötzlich rapide schlechter.

Das hing wohl auch mit der psychischen Belastung zusammen. Ich war auf einmal schneller aus der Puste, konnte nicht mehr so schnell laufen und auch das Nachdenken auf dem Feld, was ich machen musste, ließ nach. Jetzt, drei Monate später geht es mir besser als je zuvor. Ich kann wieder genauso wie früher trainieren und ich fühle mich unglaublich kraftvoll und auch, wenn ich mal im Anzug lässig vor der Presse auftreten muss, ist das für mich kein Problem mehr. Auch mein Manager sagte, dass ich wieder ganz vorn an der Spitze bin und noch gern einige Jahre so weitermachen soll und auch kann, dank Jiaogulan!"

4.4 JIAOGULAN GEGEN KREBS

„Keiner will diese Diagnose gestellt bekommen, doch das Schicksal traf mich. Mir wurde gesagt, dass ich Krebs habe. Mir blieb in dem Moment die Spucke weg.

Die **Chemotherapie** begann und vor Kurzem hatte ich meine fünfte. Es war alles noch machbar, leider nur unter starken **Nervenschmerzen**. Dank des Tees geht es seit heute wieder aufwärts. Ich konnte sogar eine Runde Gassi gehen mit meinen Hunden. Mir schrieb meine Bekannte, die ebenfalls diese Chemotherapie hatte: „Euer Wochenende war hoffentlich schön, meins leider nicht. Ich hatte ständig mit irgendetwas zu kämpfen, Schwindel, Müdigkeit, Schmerzen in den Knochen und auch Schüttelfrost. Meine Fingernägel schmerzen und auch meine Hände und Füße fühlen sich taub an, als wären sie eingeschlafen." Ich denke mal, dass man hier deutlich sehen kann, welche positiven Wirkungen dieser Tee hat."

"Bei meiner Mutter wurde Krebs diagnostiziert und deshalb bin ich jetzt bei ihr. Sie ist bei dem zweiten Zyklus ihrer **Chemotherapie** angelangt, konnte nicht mehr auf ihren Beinen stehen und stand kurz vor einer **Niereninsuffizienz**. Ihre Werte waren grauenhaft. Mindestens 500 ml Wasser mussten im Herzbeutel punktiert werden. Es war und ist immer noch schrecklich, das bei seiner eigenen Mutter zu erleben. Ich habe mit ihr so viel umgestellt, um ihr Leben noch weitestgehend zu erleichtern. Sie ernährt sich jetzt weizen- und glutenfrei, nimmt täglich Schwarzkümmelöl,

Flohsamenschalen zu sich und natürlich auch Jiaogulan. Ihre Lebensqualität in der ohnehin schon schweren Situation hat sich um 180 Grad gewendet. Sie kann mittlerweile ohne Rollator oder Stock laufen und die Ärzte sind über die guten Blutwerte erstaunt. Die Nierenwerte, die früher katastrophal waren, sind nun fast wieder im Normalbereich und sie nahm 6 Kilo in 12 Tagen zu."

"Ein bösartiger Tumor wurde in meiner linken Lunge diagnostiziert. Ich begann mit der Chemotherapie und nach einigen Durchgängen stellte sich aber leider heraus, dass er, obwohl er operativ entfernt wurde, auch gestreut hat und jetzt in meiner Leber liegt. Nach fünf Wochen weiterer Untersuchungen gab es eine sehr gute Nachricht: Der Tumor ist etwas gewachsen, hat allerdings nicht gestreut! Jetzt wird mir bald der Tumor entfernt und ich hoffe, ich kann bald gesund das Krankenhaus verlassen. Ich wäre sehr glücklich darüber!"

4.5 JIAOGULAN BEI ÜBER- UND UNTERGEWICHT

"Ich denke mal, jeder kennt es. Es gibt so viele leckere Versuchungen, im Supermarkt, bei Bekannten, in der

Werbung, überall bekommt man mittlerweile zwar leckeres, aber ungesundes Essen. Ich habe mir ganz oft schon vorgenommen, abzunehmen, aber jegliche Diät ist bis jetzt gescheitert. Meist habe ich gut abgenommen, aber dann nach Absetzen der Diät wieder schnell zugenommen und wog am Ende dann auch noch mehr, als mein Ausgangsgewicht war. Durch so viele Diäten habe ich mich mittlerweile gequält und keine hat wirklich das gebracht, was ich haben wollte. Von einer Bekannten erfuhr ich dann, dass ein Bekannter von ihr durch Jiaogulan 12 Kilo verloren hat und dass ich das vielleicht auch mal ausprobieren könnte. Ich tat es und ich bin nach einem halben Jahr des Jiaogulan-Tee-Trinkens schon fast an meinem Ziel angekommen.

Es verdirbt mir den Appetit auf Ungesundes und richtet mich mehr in Richtung gesunde Ernährung, aber auch mein Hungergefühl hat sich verändert. Ich bin weniger hungrig und schneller satt, das ist einfach großartig. Ein anderer super Nebeneffekt ist dabei, dass er mir echt viel Energie gibt, was mich auch dazu motiviert, unterstützend zum Abnehmen, ab und zu mal Sport zu treiben. Mittlerweile habe ich 17 Kilo verloren und es sollen 20 werden. Aber mit Jiaogulan wird das bestimmt ein Klacks werden. An alle, die auch mit fehlendem Sättigungsgefühl zu kämpfen haben oder die generell einfach ein paar Kilos loswerden wollen, probiert es aus und ihr werdet es nicht bereuen!"

"Bei mir ist es das komplette Gegenteil. Ich bin beruflich sehr stark eingebunden und habe wenig Zeit für Pausen. In denen bin ich dann auch meist anderweitig beschäftigt als mit Essen. Ich denke gar nicht darüber nach und zu Hause wartet auch noch der Haushalt auf mich, da muss ich quasi das Essen ganz weit nach hinten positionieren. Deshalb bin ich generell sehr selten hungrig und wenn ich etwas esse, dann auch nur kleine und schnelle Snacks, meiste auch noch sehr ungesund.

Ich bin körperlich einfach schwach und finde mich überhaupt nicht attraktiv. Ich hätte gern wieder etwas mehr auf den Rippen und es scheint auch endlich Wirkung zu zeigen. Ich trinke den Tee noch nicht lange, erst seit fünf Wochen, aber ich stelle mich wöchentlich auf die Waage und ich habe beinahe 2,5 Kilo zugenommen! Ich weiß, das ist nicht viel, aber mit jedem Kilo, das mich wieder zu einem Normalgewicht führt, fühle ich mich immer glücklicher. Meine ständigen körperlichen Probleme, die ich wegen meines Untergewichts hatte, scheinen sich auch langsam zu verbessern. Ich fühle mich nicht mehr so antriebslos, stärker, motivierter und kraftvoller. Auch mein Essverhalten hat sich mittlerweile sehr geändert. Ich achte mehr auf meinen Körper und wenn ich Hunger habe, dann nehme ich mir auch die Zeit und esse etwas. Ich bin mir sicher, dass mich Jiaogulan zu meinem Ziel führen wird, nämlich, dass ich endlich wieder mich in meinem Körper wohlfühlen und selbstsicher durchs Leben gehen kann."

4.6 SCHLUSS MIT KAFFEE-SUCHT?

"Ich war früher ein absoluter Kaffee-Junkie. Kaffee, morgens, mittags und abends. Ich trank mehrere Tassen, hoch konzentriert, mit viel Milch und auch mit viel Zucker. Ich war abhängig davon. Ohne Kaffee wäre ich wohl in kürzester Zeit einfach eingeschlafen. Vor ein paar Monaten dann der Schlag: Aus dem Nichts bekam ich auf einmal auf der Arbeit Herzrasen und wurde ins Krankenhaus gebracht.

Der Arzt teilte mir mit, dass das auf den zu hohen Koffeingehalt zurückzuführen sei, und es wurde mir dringend empfohlen, nach etwas anderem zu suchen und gegen die Sucht anzugehen. Er empfahl mir Jiaogulan. Es war anfangs sehr schwer, da ich auch mit einigen Problemen zu kämpfen hatte, die vorkommen, wenn man das Suchtmittel nicht zu sich nimmt. Ich war zunächst ausgelaugt und sehr reizbar. Aber schon nach zwei Wochen ca. ging es rapide bergauf. Ich wurde munterer und habe kaum noch an Kaffee gedacht, schließlich gab mir das Jiaogulan schon die Energie, die mir auch das schwarze Getränk gegeben hatte. Es macht aber überhaupt nicht abhängig oder süchtig. Eine Tasse morgens beim Frühstück und eine am Abend. Es hat mein Leben indirekt schon sehr vereinfacht und erleichtert."

4.7 VERJÜNGENDE WIRKUNG

„Ich bin eine Frau mittleren Alters und hatte sehr mit meinen Falten zu kämpfen. Meine Tränensäcke waren deutlich zu sehen, ich hatte Augenringe, meine Nasolabialfalte war sehr stark ausgeprägt, meine Haut fiel langsam ein und ich bekam in kurzer Zeit sehr schnell Falten.

Das gefiel mir gar nicht, schließlich fühle ich mich trotz meines Alters noch sehr jung und frisch. Ich habe schon alles in der Drogerie ausprobiert, von Cremes über Peelings bis hin zu Masken, nichts hat sichtbare Wirkung gezeigt. Ich trinke Jiaogulan schon sehr lange und regelmäßig, seit nunmehr fast 3 Jahren, und ich muss gestehen, es ist faszinierend, was diese kleine Pflänzchen alles drauf hat! Es ist offensichtlich, dass meine Falten nicht gänzlich verschwinden werden, aber meine Haut ist auf alle Fälle viel straffer geworden, sie glänzt und strahlt wieder mit einem frischen Teint und das auch noch ganz ohne Make-up. Alles nur wegen eines auch noch sehr gut schmeckenden Tees (ich bin eigentlich gar nicht so der Fan von Tees). Natürlich werde ich davon nicht immer jünger, aber ich werde mittlerweile oft jünger geschätzt, als ich eigentlich bin, und das schmeichelt mir und meinem eher jugendlichen Charakter schon sehr.

Also: An alle Frauen (und auch an Männer), die sich einfach noch ein paar Jahre Zeit lassen wollen mit dem Altern: trinkt Jiaogulan!"

5. Jiaogulan in Europa

5.1 DIE NOVEL-FOOD-VERORDNUNG

Die Novel-Food-Verordnung (=neuartige Lebensmittel) ist Teil des Europäischen Lebensmittelrechtes. Darunter fallen Lebensmittel, die vor dem 15. Mai 1997 nicht im nennenswerten Umgang in der EU für den menschlichen Verzehr verwendet wurden. Jiaogulan ist eigentlich rechtlich verboten in Europa und Deutschland. Das ergab die neue Novel-Food-Verordnung von 2018.

Ziel dieser Verordnungen ist es, die Gesundheit der Menschen zu schützen und einen reibungslosen Ablauf und das Funktionieren des Binnenmarktes zu garantieren. Jiaogulan ist im europäischen Raum deswegen nicht als Lebensmittel zugelassen, da das Prinzip des "vorsorglichen Gesundheitsschutzes" greift, was bedeutet, dass es laut EU keine zuverlässigen Nachweise dafür gibt, dass man dieses Lebensmittel im Alltag ohne Gefahren anwenden kann. Was kurios ist: Jiaogulan wird beim Deutschen Bundessortenamt als Arznei- und Gewürzpflanze gelistet. Von der EU wird es trotz allem als nicht verkehrsfähig eingestuft. Allerdings existieren bereits einige Hinweise zu der Einnahme von Jiaogulan. So sollten zum Beispiel Schwangere darauf verzichten, aber auch Menschen, die an Autoimmunkrankheiten wie Lupus oder Rheuma leiden, ist Jiaogulan nicht zu empfehlen. Und auch die mögliche Blutungsneigung, die beim Konsum entstehen könnte, weist ausdrücklich darauf hin, es nicht nach einer Operation anzuwenden. Grundsätzlich sollten Sie bei jedem Arzneimittel dies vorher mit Ihrem Hausarzt oder Arzt abklären, damit Sie sich keinen unnötigen Risiken und Nebenwirkungen aussetzen.

Trotz des Verbotes ist es relativ einfach in Deutschland und Europa zu erwerben. Hersteller umgehen dabei ganz einfach das Gesetz, indem sie Jiaogulan nicht explizit als Lebensmittel erwähnen. Anstatt es als Teekräuter oder innerlich anwendbares

Vitalpräparat zu vermarkten, bezeichnen Hersteller diese Legende banal als Duftpflanze. Das lässt Europa aber zu. Da es den Ansprüchen der Novel-Food-Verordnung nicht gerecht wird, dürfen nicht einmal konkrete Angaben zur Wirkung oder Dosierung gemacht werden. Solche Hinweise sind nämlich nur für pharmazeutische Mittel und Lebensmittel zugelassen. Zwangsläufig hat das zur Folge, dass Informationen bei Kräuterhändlern künstlich zurückgehalten werden. Ernährungsexperten ziehen daraus den Schluss, dass man mit der Strategie das Interesse des Endverbrauchers verzögern will, sodass Pharmakonzerne dieses nutzen, um ihr Patentrecht durch Finanzierung teurer und privater Studien erstreiten zu können. Es ist also nicht der Zweifel am gesundheitlichen Wert beim Verbot von Jiaogulan die Frage, sondern das, wer beim Unsterblichkeitskraut mehr Gewinne und Profit macht. Da all die Wirkungen, die Jiaogulan nachgesagt werden, sich bewahrheiten, ist das natürlich nur weiteres Öl im Feuer im Streit um die Nutzungsrechte.

Vor allem im Internet kann man es einfach mit wenigen Klicks bestellen und erhält es meistens in getrockneter und pulverisierter Form. Hinweise bei der Verwendung sind gegeben, allerdings werden keine genauen Empfehlungen auf der Verpackung gemacht.

Wenn man Jiaogulan selbst anbauen möchte, kann man Samen oder Pflanzen direkt auch in einer Gärtnerei kaufen. So kann man von zu Hause aus die Blätter ernten, sie konservieren und sie dann für den Eigenbedarf verwenden.

Der rechtliche Streit ist bis heute nicht geklärt. Da die EU ein allgemeines Verbot von Heilpflanzen ausspricht, wurde 2010 eine Petition gegen sie ausgerichtet. Der Fachverband deutscher Heilpraktiker denkt dabei anders. Sie sagen aus, es handle sich dabei lediglich um ein Missverständnis. Seit Jahren wird bereits die THMPD (Traditional Herbal Medical Product Directive) umgesetzt und bleibt von einem Verbot freigesprochen. Es werden lediglich neue Regelungen für Zulassungen von Naturheilmitteln beschlossen. Das soll das Registrierungsverfahren vereinfachen. Weder werden Stoffe, Heiler, Bücher oder Pflanzen als solche verboten, noch sind bei ihr alternative Therapien gültig. In purer Form oder als Nahrungsergänzungsmittel können Pflanzen laut Angaben also weiter vertrieben und auch für medizinische Zwecke verwendet werden. Grund dafür ist, dass keine klinischen Daten zur Effektivität und Sicherheit nötig sind. Im April des darauffolgenden Jahres ging das Verbot um diese Pflanze erneut im Internet viral. In einer Pressemeldung äußerte sich dann der Bundesverband der Arzneimittelhersteller, dass es sich hierbei um eine Falschmeldung handle. Man vermutete, dass dahinter Importeure und Großhändler standen, verbunden mit einer Aufforderung an die Zwischenhändler, präventive Lagerhaltungen mit größtmöglichen Umfängen auszulösen. Zweieinhalb Jahre später, im August 2013, wurde diese Angelegenheit allerdings erneut thematisiert.

Der neueste Stand liegt seit 2015 vor, als im "Spirit of Health"-Magazin berichtet wurde, dass das Unsterblichkeitskraut von den Behörden als Novel-Food gekennzeichnet wurde und seitdem nicht mehr als Lebensmittel verkauft werden darf. Nur noch Jiaogulan-Potpourri, auf dem deutlich steht "kein Lebensmittel", darf gehandelt werden. Leider schreckt das viele Menschen ab, die krank sind und denen es sehr helfen würde. Es wird wohl auch immer wieder in Zukunft vorkommen und es wird ein schier unendlich andauernder Streit zwischen Naturfirmen und Pharmakonzernen sein.

6. Oft gestellte Fragen

6.1 KANN JIAOGULAN AUCH VON ANFÄNGERN GEHALTEN WERDEN?

Jiaogulan ist auch für weniger geübte Gärtner oder Menschen mit weniger grünem Daumen geeignet, da es relativ wenige Ansprüche hat und sich neuen Verhältnissen gut anpassen kann. Es ist zu beachten, auf die wenigen wichtigen Punkte einzugehen, die die Pflanze für ein ideales Wachstum benötigt. Aber das muss bei jeder Pflanze gemacht werden.

6.2 IST JIAOGULAN AUCH FÜR KINDER GEEIGNET?

Laut Ärzten wird davon abgeraten, dass Kinder Jiaogulan zu sich nehmen. Die Wirkungen und die Körper der Kinder sowie kurz- und langfristige gesundheitlichen Folgen sind noch zu wenig erforscht oder die Information noch nicht ausreichend zuverlässig. Vor allem der Energie-erhöhende Effekt könnte sich negativ bei Kindern auswirken, aber auch die blutdrucksenkenden Faktoren könnten für Kleine gefährlich werden. Grundsätzlich ist der Verzehr erst ab dem Erwachsenenalter zu empfehlen.

6.3 KANN JIAOGULAN ABHÄNGIG MACHEN?

Jede Studie, die bei Jiaogulan in Verbindung mit körperlicher Abhängigkeit gemacht wurde, bestätigt, dass kein Zusammenhang zwischen dem Konsum des Tees und einem Suchtverhalten besteht.

Im Gegensatz zu anderen Getränken, wie Kaffee oder Energydrinks, setzt Jiaogulan nicht an den Rezeptoren des Gehirns an, die Serotonin ausschütten. Serotonin ist ein Glückshormon, das ausgeschüttet wird, wenn unter anderem ein Verlangen nach etwas bzw. ein Suchtverhalten gestillt wird. Bei einer Sucht sorgt Serotonin dafür, dass das Verlangen danach wieder gestillt wird und man wieder in seine innere Ruhe zurückkehrt. Dazu kann Koffein gehören, aber auch Zucker, Tabak oder andere Stoffe, wie illegale Drogen oder Medikamente.

6.4 WO FINDET MAN DAS BESTE JIAOGULAN?

Wegen der Novel-Food-Verordnung ist Jiaogulan am einfachsten im Internet zu bestellen. Je nachdem, welches Produkt man genau sucht, sollte man natürlich auf eine sehr gute Qualität achten, am besten auf eine Bio-Qualität. In Zeiten des Klimawandels kann man auch schauen, ob die Pflanze an ihrem Herkunftsort nachhaltig angebaut wurde und die Menschen, die dort lokal angesiedelt sind, nicht wegen der dortigen landwirtschaftlichen Profite ausgenutzt werden.

Wenn man die Pflanze bei sich zu Hause anbaut, ist das natürlich der ideale Fall, da man dann ganz genau weiß, woher die Pflanze kommt, wie sie gepflegt wurde und wie gesund sie wirklich ist. Denn nur eine gesunde und reine Pflanze kann auch ihre wundersamen Wirkungen an uns Menschen weitergeben.

6.5 KANN MAN JIAOGULAN AUCH BEI TIEREN ANWENDEN?

Ja, kann man. Haustiere, von Maus bis Pferd, können auch jederzeit von der Wunderpflanze profitieren. Die Wirkungen, die Jiaogulan auf den menschlichen Körper hat, sind bei Tieren ähnlich. Trotz allem sollte immer davor ein Gespräch mit dem Tierarzt stattfinden, da nicht nur Menge, sondern auch Dosierungen oder Anwendungshäufigkeiten variieren können. Und im Endeffekt möchte man ja nur das Beste für sein Tier.

Bei Tieren, die man hält, aber nicht zur Definition "Haustiere" (zum Beispiel Tiere, für deren Haltung es Sondergenehmigungen braucht oder Zootiere) muss generell immer Rücksprache mit einem Tierarzt gehalten werden. Sie können sich aber sicher sein, dass Sie damit Ihrem Liebling einen Gefallen tun werden.

6.6 KANN EINE ZU HOHE MENGE GIFTIG SEIN?

Eine Studie gab ihren Probanden über 24 Wochen

hinweg Jiaogulan in verschiedenen täglichen Dosen. Gruppe 1 nahm täglich 6 mg, Gruppe 2 30 mg, Gruppe 3 150 mg und Gruppe 4 750 mg ein. Die letzte Gruppe veranschaulichte dabei eine Gruppe, die sich mithilfe von Jiaogulan gesundheitlich erholen möchte. Das Ergebnis war, dass es keine wirklichen Unterschiede gab bezüglich der Dosierung. Das ließ darauf schließen, dass Jiaogulan keine toxischen Auswirkungen aufweist. Trotz allem können Nebenwirkungen vorkommen und Menschen, bei denen der Konsum ein zu hohes Risiko darstellt, sollten generell nicht zu dem Kraut greifen.

6.7 SIND DIE BEEREN ESSBAR?

Jiaogulan blüht erst zwischen August und Juli, also im Hochsommer. Die Früchte, sprich die kleinen grünen bis schwarzen Beeren, sind nach der Befruchtung der Blüte erst gegen Spätsommer komplett ausgebildet. Sie sind zunächst dunkelgrün, mit zunehmender Reife werden sie komplett schwarz. Bei einer Pflanze, die so gesund ist, könnte man doch auch denken, dass die Beeren genauso gesund sind, man könnte sich doch kaum vorstellen, dass diese sogar giftig sind.

Es gibt Entwarnung: Die Früchte des

Unsterblichkeitskrauts können Sie problemlos essen. Anders als die Blätter wird Ihnen aber keine heilende oder verjüngende Wirkung nachgesprochen, auch sind keine gesundheitlichen Vorteile bekannt. Das hat wohl seine Gründe, warum Beeren in der Heilkunde eine Rolle spielen.

Falls Sie sich wundern, dass Ihre Pflanze gar keine Früchte trägt, das hat weder mit einer schlechten Standortwahl zu tun noch ist unzureichende Pflege ist daran schuld. Der Grund dafür ist, dass es wohl in Ihrer Nähe keine Jiaogulan-Pflanze des anderen Geschlechts gab. Damit die Pflanze Früchte trägt, braucht man einen männlichen Baum und einen weiblichen, der eine produziert lediglich die Pollen, der andere nur die Blüten, sie müssen sich gegenseitig befruchten, was durch Insekten dann letztendlich erfolgt. Die Pflanze ist zweihäusig, was bedeutet, dass es männliche und weibliche Exemplare gibt. Eine Ausnahme, denn die meisten Pflanzen produzieren sowohl Pollen aus auch Blüten.

7. Jiaogulan vs. Ginseng – Was ist der Unterschied?

Bevor wir die beiden Pflanzen miteinander vergleichen können, muss erst einmal geklärt werden, worum es sich bei Ginseng (= Pflanze des ewigen Lebens) handelt. Ginseng wird, genau die Jiaogulan, als Heilkraut benutzt.

Anders ist aber, dass Ginseng schon viel länger bekannt ist und auch nach seiner Entdeckung in die TCM aufgenommen wurde. Folglich war Ginseng schon immer als Heilmittel bekannt. Es enthält auch gesundheitsfördernde Stoffe, wie Saponine, Adaptogene und andere. Allerdings hat Jiaogulan noch manche Sachen parat, bei denen Ginseng einstecken kann.

Bei Ginseng wurden seine altershemmenden Wirkungen bereits durch mehrere Studien nachweislich bestätigt. Das liegt auch daran, dass Ginseng schon länger bekannt und weiter verbreitet ist als Jiaogulan. Das Kraut der Unsterblichkeit ist überall erhältlich, aber trotzdem noch ein Geheimtipp in Sachen Superfood. Während Jiaogulan regelmäßig getrunken oder anderweitig zu sich genommen wird, macht man bei Ginseng meist eine 100-tägige Kur, bei der täglich 1 Gramm Ginseng konsumiert wird, sei es über Pulver, getrocknete Wurzeln, Blätter oder über Kapseln. Da Ginseng auch nicht gegen die Novel-Food-Verordnung verstößt, wird es regulär auch lokal hier in Deutschland angebaut, vor allem in der Lüneburger Heide. Wenn man Ginseng erwerben möchte, dann ist die lokale Variante wohl eine bessere Wahl, da sie mit weitaus weniger Pestiziden und anderen chemischen Stoffen behandelt wird, wie zum Beispiel ein Ginseng, der aus Asien oder Amerika stammt. Bei jedem Lebensmittel sollte einfach aus nachhaltigen Gründen darauf geachtet werden, dass sie lokal angebaut sind, um lange Transportwege zu vermeiden, und dass sie auch eine sehr gute Qualität haben, sprich nährstoffreich, natürlicher Dünger, wenige Pestizide, die Umwelt und Tieren und im Endeffekt auch uns Menschen schaden könnten.

Im Hinblick auf die Inhaltsstoffe sind die meisten von Ginseng mit denen Jiaogulans identisch. Beide enthalten Saponine, Flavonoide, Polysaccharide und andere Spurenelemente. Jiaogulan aber hat eine Wirkung, die Ginseng nicht hat, und das ist unter anderem der Energieschub, der das Kraut der Unsterblichkeit den Menschen verleiht. Aber auch die Wirkstoffmenge ist bei beiden unterschiedlich, schließlich hat Jiaogulan etwa eine dreimal so hohe Menge an Saponinen und Adaptogenen als Ginseng. Das macht es zu einem richtigen Superhelden in der Pflanzenwelt.

8. Das unglaublich reine Naturprodukt

E s gibt viele Naturprodukte, die als "natürlich" gekennzeichnet werden, dieses allerdings nicht wirklich sind. Viele Produkte sind gestreckt mit ungesunden Substanzen. Wenn man einen Blick auf die Inhaltsstoffe wirft, kann das einem manchmal ganz schön die Sprache verschlagen. Jiaogulan besteht zu 100 % nur aus den getrockneten und zermahlenen Blättern. So wird bei Jiaogulan auch auf Tierversuche verzichtet. Wie jedes andere pflanzliche Produkt, das landwirtschaftlich rentabel angebaut wird, ist es natürlich äußeren Einflüssen ausgesetzt, wie Pestiziden oder Kohlenstoffdioxid, erzeugt durch Fahrzeuge, die die Felder pflegen. Aber auch die Wasserqualität spielt eine große Rolle.

Daher empfiehlt man generell, lokal angebaute Pflanzen zu verwenden. Das kann aber jeder individuell entscheiden.

9. Jiaogulan-Blätter konservieren

Wenn man eine eigene Pflanze besitzt, gibt es die ideale Möglichkeit, die Blätter zu ernten und sie dann aufzubewahren und regelmäßig in den Genuss des Tees zu kommen. Da Jiaogulan eine Heilpflanze ist, ist es bei ihr besonders wichtig, beim Trocknen darauf zu achten, dass man ihre wichtigen Wirkstoffe nicht zerstört. Dabei sollte man drei Punkte besonders beachten: Zum einen sollen die Blätter an der frischen Luft trocknen, feuchte Räume oder Keller sind eher weniger geeignet dafür. Genauso wichtig ist es, dass die Blätter beim Prozess im Schatten und nicht in der Sonne liegen. Die Hitze, die durch die Sonne entstehen kann, sowie die UV-Strahlung könnten im schlimmsten Fall das ganze Blatt zerstören. Als Letztes sollte die Temperatur nicht über 40 °C sein, Raumtemperatur ist ideal.

Am besten ernten Sie die Blätter am Ende des Sommers. Da haben die Blätter das beste Aroma und zudem vereinfachen die warmen Tage das Trocknen. Der Herbst eignet sich aber auch noch gut, um einen Wintervorrat anzulegen. Zwar ist die Pflanze in ihrer Heimat immergrün, allerdings wirft sie in unseren Breitengraden, wie andere Laubbäume, ihre Blätter ab. Bevor diese braun werden und ihre Wirksamkeit verlieren, schneidet man sie am besten ab. Im folgenden Frühling wachsen die Blätter wieder nach. Sie nehmen besser junge Blätter, da sie aromatischer sind als alte Blätter, und schneiden Sie unbedingt die Stiele ab, da sie den Geschmack ins Negative beeinflussen können. Um die gepflückten Blätter trocknen zu können, waschen Sie diese mit Wasser ab, um sie von Staub oder anderen unhygienischen Faktoren zu befreien. Nun legen Sie die Blätter auf ein Gitterrost, an das von überall aus Luft gelangen kann. Jedes Blatt soll frei liegen und sie sollen sich nicht überlappen, so trocknen sie auch schneller. Wenn kein Gitterrost vorhanden ist, kann alternativ auch ein Backblech genutzt werden. Wenn Sie einen Platz gefunden haben, unter Berücksichtigung der vorher genannten Punkte, wenden Sie die Blätter regelmäßig. Wenn sie sich leicht zerbröseln lassen, sind sie trocken genug. Diese können Sie nun in luftdichte und lichtundurchlässige Gefäße packen und den Tee auch über den Winter genießen.

So hat man entweder einen regelmäßigen Wintervorrat oder man kann sich damit auch einen ganzjährigen Vorrat aneignen.

10. Interessante Studien zur Wirksamkeit

Trotz der ständigen und langwierigen Diskussionen um Patentrechte und trotz der Anzweiflung seitens der Pharmakonzerne bezüglich der tatsächlichen Wirkungen gibt es viele öffentliche Studien, die beweisen, dass Jiaogulan Mensch und Tier guttut. Vor allem die Krebsforschung ist ein sehr heikles Thema.

Krebs ist eine der häufigsten natürlichen Todesursachen. 450.000 Menschen in Deutschland werden jährlich mit Krebs diagnostiziert und 2012 starben 8.2 Millionen Menschen daran und man schätzt, dass innerhalb der nächsten 20 Jahre die Todeszahlen von 14 Millionen auf 22 Millionen steigen werden. Für eine Wunderwaffe gegen Krebs geben Pharmakonzerne Milliarden an Euros jedes Jahr aus. Ein Großteil der Wirkstoffe, die im Kampf gegen Krebs genutzt werden, sind pflanzlichen Ursprungs. Das ist eine riesige Vielfalt an Präparaten, doch man ist damit trotzdem noch nicht zufrieden. Diese haben alle ein gemeinsames Ziel, nämlich die Krebszellen gezielt zu lokalisieren und zu zerstören. Nun kommt Unterstützung: Ein Projekt zur Pflanzenforschung des Biomedical Research Institutes in Los Angeles, genannt " GABI-PROJEKT", setzt sich dafür ein, Pflanzenwirkstoffe zu suchen, die Krebszellen anderweitig angreifen, wie zum Beispiel, dass sie die Zellen daran hindern, Metastasen zu bilden. Das ist im alltäglichen Sprachgebrauch die Fähigkeit eines Tumors, zu streuen, also entfernte Körperteile auch mit Krebszellen zu besiedeln.

Dadurch, dass an Krebs so viel geforscht wird, ist bereits sehr viel über diese Krankheit bekannt. Zum Beispiel besitzen Menschen einige Gene, deren Aktivierung sehr nützlich im Kampf gegen Krebs sein kann. Diese Gene bekommen aber in den seltensten

Fällen das Signal, aktiv zu werden, und das ist der Punkt, an dem das GABI-PROJEKT ansetzen möchte. Sie untersuchten die Pflanze bis ins kleinste Detail und stießen auf einen Stoff: Epigallocatechingallat (EGCG), ein sekundärer, in Jiaogulan enthaltener Pflanzenstoff.

Dieser Stoff unterdrückt ein für Tumore wichtiges Enzym, was dazu führt, dass die Krebszelle quasi verhungert und dann stirbt. EGCG wurde weiterhin untersucht und man kam zu dem Ergebnis, dass es wohl auch entzündungshemmend wirkt. Es kann auch laut Forschungen ein fehlgeleitetes Immunsystem drosseln. Ein Immunsystem, das die Zellen angreift, kann fatale körperliche Folgen haben. EGCG schützt die Zellen vor solchen Angriffen des Immunsystems, also auch vor reaktionsfreudigen Sauerstoffverbindungen. Gegen Krebs könnte es auf folgende Art und Weise nützlich sein: EGCG hemmt einen Vorgang, der in der Medizin als Angiogenese bezeichnet wird. Es hemmt mögliche Schädigungen am Erbmaterial und verhindert Neubildungen von Blutgefäßen, was für das Wachstum von Tumoren von großer Bedeutung ist.

In medizinischen Hochschulen in Guiyang und Hengyang sowie in der Universität für Traditionelle Chinesische Medizin in Shanghai und an der Loma-Linda-Universität in Kalifornien forscht man noch weiter: Die Pflanze aus den Subtropen unterstützt die Versorgung des Körpers mit Nährstoffen und begünstigt den Kreislauf durch die Versorgung innerer Organe und der Unterstützung der Herzfunktion und Blutzirkulation. Das zentrale Nervensystem und der Hormonhaushalt werden positiv beeinflusst. In Stresssituationen beugt es vor, dass der Organismus entgleist und sexuelle Störungen wieder harmonisiert werden.

Aber auch zum Thema körperliche Belastbarkeit und Leistungsfähigkeit wurde eine Studie an 300 Sportlern durchgeführt, welche im Journal of Tianjin Institute of Physical Education schon 1997 bekannt gegeben wurde. Dabei ließ man alle Sportler über einen bestimmten Zeitraum Jiaogulan konsumieren und kam dann zu folgendem Ergebnis: Zum einen verbesserte sich die Konzentration von Milchsäure im Blut. Milchsäure entsteht bei der Kontraktion eines Muskels. Bei zu viel Milchsäure entsteht ein Muskelkater und der Muskel kann dadurch geschädigt werden. Aber es verbesserte auch die anaerobe Leistung der Sportler. Im Vergleich zu kurzen und intensiven Einheiten kann bei langen und belastenden Leistungen der Körper durch Fettverbrennung und Energiegewinnung durch Atmung nicht mehr hinterherkommen, also setzt der anaerobe Stoffwechsel sein. Der Körper produziert

Energie, indem er Kohlenhydrate durch Milchsäure gären lässt und das die schnellen und energiereichen Depots aktiviert. Bei diesem Vorgang entsteht Laktat.

11. Jiaogulan – Fake-Hanf?

Optisch verglichen, sehen sich das Unsterblichkeitskraut und die Hanf-Pflanze sehr ähnlich. Beide entwickeln fünf, sieben oder neun Finger an jedem Stil. Und auch die gesägten und länglichen Formen der Blätter sind verblüffend ähnlich. Damit kann man bestimmt jemanden über den Tisch ziehen. Bis jetzt hat noch keine Jiaogulan-Pflanze für Aufruhr gesorgt und einen Polizeieinsatz mit Helikopter und Sondereinsatzkommando ausgelöst. Nachbarn, die weniger Pflanzenkunde haben und dann die Blätter des Jiaogulan zu Gesicht bekommen, könnten sich trotzdem durchaus etwas Falsches dabei denken. Wenn man allerdings genauer all die optischen Eigenschaften miteinander vergleicht, kommt man schnell zu dem Entschluss, dass Jiaogulan und Hanf sich doch gar nicht so ähnlich sind.

Denn das Unsterblichkeitskraut blüht und bildet Früchte aus, in denen die Samen enthalten sind, über die sie sich dann schlussendlich auch vermehrt. Kommerziell angenehmer wird sie allerdings meist über Stecklinge vermehrt. Sollte also Ihr Nachbar oder Bekannter bezüglich der Pflanze skeptisch werden, klären Sie diese Personen dann auf, um welche Pflanze genau es sich handelt und dass diese legal gehalten werden darf. Bis jetzt gab es trotz allem noch keinen Polizeieinsatz deswegen und Sie müssen auch keine Angst vor einem haben, wenn Sie sich so eine Pflanze anschaffen möchten.

Herstellung und Verlag:
BoD – Books on Demand, Norderstedt
ISBN: 9783753472119

© May Blumenthal 2021
1. Auflage
Kontakt: Psiana eCom UG/ Berumer Str. 44/ 26844 Jemgum
Covergestaltung: Fenna Larsson
Coverfoto: depositphotos.com

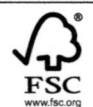